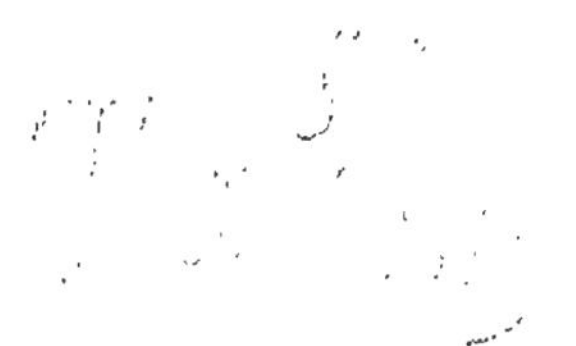

Le Choléra asiatique.

par

H. de Roos,

Médecin,

Rue Chapon, N°. 48.

« La cause ? la voici, nour du Cagnoard Latour :
« Certain Oxéolithe ! en empesta ma Cour. »
(Dict. en 8 volumes)

Au Peuple,

N'égorgez plus vos frères, sous le ridicule prétexte qu'ils ont empoisonné l'air ou l'eau, quand le poison est tout dans votre cerveau (1) Celui qui fuit le foyer d'une épidémie, jette la terreur dans l'âme de tous : c'est un crime de lèse humanité ! Car, fuir pour se préserver d'un mal que l'on redoute, c'est aller à sa rencontre.

Bordeaux raconte qu'en l'an 1347, la peste noire (mal noir) ravagea la France. Paris perdit 80,000 personnes. Comme c'était assez l'usage à cette époque, on s'en prit aux Juifs, qu'on accusa d'avoir empoisonné les fontaines. Manant et Seigneurs concoururent tous à ces malheureux ; ils se réfugièrent dans la rue des Hérétiques (rue Brandonnain) où la plus grande partie fut massacrée. Je passe sous silence les actes de sauvagerie de 1832.

6.

À mes confrères.

Je crois au Choléra sans la peur! comme je crois à la goutte et à la fluxion de poitrine; mais je nie les maux Asiatiques en France; car si, demain, nous recevions de la presse Américaine la nouvelle de la destruction de quelques milliers de Bédouins d'Asie, par l'effet de l'une de ces deux vieilles maladies, et que l'autorité, par de grandes affiches, nous en apprît l'arrivée parmi nous, cette nouvelle ferait mourir, de peur, tous les Rhumatissans, de la goutte Asiatique! et le plus léger Rhume deviendrait bientôt, à l'aide de ce nouveau mot, et de la terreur qu'il inspire, une pneumonie asiatique mortelle.

Citation:

« Tout est conjecture dans l'histoire des

« cause du Choléra asiatique. Peut-on admettre
« qu'il soit Dû à quelque perturbation sidérable,
« à l'influence pernicieuse d'une Comète ? Sur quelles
« preuves a-t-on appuyé cette opinion ? En chercherons
« nous la cause dans quelque altération de l'air ?
« Cette hypothèse est excusable, mais l'inexorable
« analyse chimique a Démontré que partout l'air
« avait les mêmes proportions dans ses élémens
« constituants, qu'il fut recueilli sur les lieux
« élevés, sur des lieux bas, dans les salles
« de cholériques mêmes. — Accuserons nous les éma-
« nations que l'on a prétendu sortir du sein de la terre ?
« Qui les a vues ? Qui les a senties ? — Admettrons nous
« cette prétendue altération des Céréales ? — Il est
« manifestement prouvé qu'elle n'a pas existé. Et les
« animalcules auxquels on a fait jouer un si
« grand rôle, devons-nous en parler ? — Devons

5.

« pour faire mention de tant d'autres hypothèses,
« de tant d'autres opinions bizarres, ridicules
« quelquefois, qui ont été soutenues avec
« des chances diverses. Constatons seulement
« que rien de tout cela n'a été prouvé.
« (Andral). »

Le Choléra

Quel est donc ce fléau qui fait le tour du monde !
Et décime partout les peuples à la ronde ?
D'où vient-il en courroux ! De quel pays lointain !
S'abattre sur la France à jour presque certain ?
Comment ! et d'aussi loin : près des bouches du Gange,
Chez le sale Indien qui couche dans la fange !
Est-il venu chez nous du pays des Birmans,
Confondre la Science en efforts impuissants ?

De ce nouveau venu, quelle est donc la nature !
Doit-il son origine à la température ?
Est-il dans l'air ? dans l'eau ? dans l'habitation ?
La veille ? - le dormir ? - l'alimentation ?
Est-il dans les excès ? est-il dans la misère ?
Nous descend-il du Ciel ! Est-il né sur la terre ?
D'impuissants résultats ont conduit à néant,
Les chercheurs de virus, du vieux trousse-galant.

Mais, n'est-il pas un mal connu de toute la France,
Qui jete dans nos cœurs de la désespérance ?
Et qui rétrocédant les principes vitaux,
Rend trop souvent mortel le moindre de nos maux ?
Qui condense le sang dans le pouls qui s'efface,
Rend la fibre rigide et fait pâlir la face ;
Et suspendant soudain les battemens du cœur,
Peut nous faire mourir à l'instant ? C'est la Peur !

Oui, la peur ! Je le dis, ce terrible Protée,
Qui frappa, tour à tour, la gent épouvantée :
Tantôt sous le manteau du bénin Panaris[2],
Le mal noir ! le mal bleu ! Dont fut témoin Paris,
La peste d'Orient ! ou la Dyssenterie !
Comme de vrais moutons, l'Effroi, dans la prairie,
Malgré notre science et malgré nos efforts,
Nous fera tous mourir ! quand nous nous croirons morts.

(2) En 1664, il mourut à Dublin, dans l'hospice de cette ville, 600
soldats des suites de cette maladie.

Quel pouvoir peut donner à cette arme cruelle,
Le récit imprudent d'une triste nouvelle !
Le fléau n'est d'abord qu'un bruit sourd et léger
Qu'on se dit l'un à l'autre et sans plus y songer ;
Puis, petit à petit, on cite ses ravages ;
On entend qu'il avance et gagne nos parages ;
Puis bientôt, on inonde en récits à foison,
De ce mal tant prédit, l'implacable poison.

Il approche !… on s'enfuit !… la mort est là !… voisine
Chacun est atterré ! chacun fait triste mine.
Du tableau l'Épouvante a touché de trop près ;
D'hygiène, partout, commencent les apprêts ;
Puis, qu'on dise bientôt, du mal impitoyable,
À ceux dont la santé paraît irréprochable,
Il arrive aujourd'hui !!! tel le dit un Journal (1) :
Ce mot seul a jeté le brûlot infernal !

(1) Ce fut le Journal La Presse qui publia le 1er cas, en 1849. Celui de 1832 avait été annoncé par le Constitutionnel et la Gaz. des Hôpitaux du 8bre 1852, nous annonce comme certain un nouveau choléra pour le printemps de 1853.

Observation, Avril 1832.

Par un tems froid et sec, certaine matinée,
C'était dans le printems, au plus beau de l'année ;
Où chacun, pour jouir du tems doux, fait des vœux :
C'était en février mil huit Cent trente-Deux.
Tout semblait ralenti dans la froide nature !
Et les quatre Dégrés de la température,
Qu'à peine réchauffaient les rayons du soleil,
Revenaient à leur point au moment du sommeil.

Du choléra pur Sang ! la triste Épidémie
Venait de S'emparer du sol de la patrie,
Et d'un pas de géant fondit sur la Cité,
Défiant Esculape et son autorité,
Exploitant chaque jour, en tristes funérailles,
La terreur de son nom tapissant les murailles,
Relaissant plus de rêve au sombre corbillard :
Et toujours, sans répit, Décimant au hasard.

13.

De la cloche des Morts le branle dans la nue,
Des Convois, en tous sens, qui sillonnaient la rue;
Des visages défaits, pâlis par la peur;
L'œil hagard, inquiet et frappé de stupeur,
Des marchands consternés, au seuil de leur boutique,
Attendant en tremblant le mal Asiatique;
Plus de commerce alors, plus de jeux, plus de ris:
Tel était, en ce tems, le tableau de Paris.

On ne lisait alors sur la feuille publique,
Que l'augmentation pour toute politique.
Sœurs! Elèves zélés, mouraient à l'hôpital,
Et le fléau planait sur le corps Médical:
Fleury, mort le matin, fatale destinée!
Dance, affecté du mal, dans la même journée,
Disait à ses amis, venus le secourir,
Vous me daignez.... J'ai froid! vous me faites mourir.

Un célèbre Docteur, chez lui s'étant fait clore,
Faillit s'asphyxier par la vapeur du chlore ;
Et pour parer au mal qu'il voulait conjurer,
Par faute d'air vital, manqua de s'enterrer.
Le fléau sans fléchir de rigueur ni de forme,
Grossissait chaque jour le carré d'un chiffre énorme,
Et ce nombre, toujours, par chacun augmenté,
Semblait venir en aide à la fatalité.

Les Noyés ! les Pendus ! ceux qui mouraient dans l'ombre,
De ce chiffre, toujours, venaient grossir le nombre ;
On eut dit, en lisant les récits des journaux,
Que le Choléra seul, absorbait tous les maux !
Lors, le Corps Médical, sous le nom d'Ambulance,
Décréta, s'emparant des greniers d'abondance,
Que chaque individu, dès son premier frisson,
Au plus près Lazaret fut conduit sans façon.

Ce jour là, cheminant, allant vers ma demeure,
Il pouvait, du matin, être la neuvième heure,
D'un Hôpital fameux je faisais mon retour,
Du milieu des mourants, depuis l'aube du jour,
Quand, tout à coup, je vis au détour d'une rue,
(Jamais rien de pareil ne s'offrit à ma vue)
Trente cercueils au moins, sur un char entassés,
Qu'attendaient à l'hospice autant de trépassés!

Je me dis, contemplant, l'âme triste et rêveuse,
Des grands et des petits la dernière parure;
Ce vêtement hideux dont on nous fait cadeau,
Pour pouvoir avec nous dans le fond du tombeau,
Et dont chacun, je crois, et sans être timide,
Redoute le séjour de la prison, humide,
Mais quel est donc le but?... de jour! en plein soleil!!!
De promener ainsi ce lugubre appareil?

J'étais, depuis deux jours, affecté de coliques,
(C'était dans la saison des flux diarrhéiques),
Ce flux était bilieux, il était modéré ;
L'état de ma santé n'était point altéré ;
Mais, en posant le pied sur le seuil de ma porte,
Je fus pris, tout à coup, d'une colique forte ;
D'un malaise indicible, angoisse, et cœtera :
C'était bien le début du souverain Choléra.

Comme un soldat qui fuit sur un champ de bataille,
J'eus peur, et je tremblai comme un homme de paille,
Éprouvant, je ne sais ! (qu'on ne dise pas non) :
ce que chacun éprouve à la voix du canon.
Il ne manquait alors, pour ternir mon courage,
Que de voir la pâleur peinte sur mon visage ;
L'oreille était bleuâtre et le nez effilé ;
Le jeu du facies était annihilé

L'œil poudreux, sans éclat, comme dans la phlébite,
Semblait battre en retraite au fond de son orbite;
De mon pouls, filiforme, en recrutant l'état,
Voici de l'examen quel fut le résultat:
Mon sang, pour circuler, soutenait une lutte;
Le pouls battait, au plus, trente fois par minute;
Sans force, sans mesure, indolent, inégal;
Allant en décroissant sous l'étreinte du mal.

Quelques vomissements d'une bile jaunâtre;
Puis un torrent, par bas, de liquide blanchâtre;
Je me disais alors, en pensant au fléau,
C'est bien là, du débris, le fidèle tableau!
J'étais mourant de soif, et, pour plus de déboire,
Crainte de le vomir, je n'osais plus rien boire:
Me souvenant, alors, de quel poids sans égal,
Dans nos affections compte la peur du mal,

Je dis : le mouvement de la fibre rigide,
Doit vaincre sûrement la période algide,
Puis un air vif et pur et la distraction,
Rendront doux le travail de la réaction;
Quand même je devrais succomber à la peine,
Partons! S'il faut mourir, allons mourir en plaine;
Laissons les lazarets, ils sont tous encombrés!
L'air du dehors vaut bien l'air des pestiférés.

D'un besoin incessant, luttant contre l'envie;
Glacé, tout chancelant, près à rendre la vie,
Je me mis en chemin vers l'heure de Midi,
Sur la route de Sceaux, un certain Samedi,
Allant chercher au loin la redoutable lutte
Où je devais guérir ou faire la culbute!
Mais à peine eus-je fait quelques milliers de pas,
Que je ne rendis plus, ni par haut, ni par bas.

Dieu venait, je le crois, d'exaucer ma prière,
Et déjà, je touchais au seuil de la barrière,
Sans qu'une seule fois, par un besoin pressant,
J'eusse affecté, soudain, la pudeur du passant;
Alors, sur le chemin de joie de ma vie,
Je bus, sans m'arrêter, un punch à l'eau-de-vie,
Puis, reprenant ma route en m'aidant d'un bâton,
Il me semblait marcher sur un lit de coton.

Quel séduisant tableau vint m'offrir la nature!
Sur les champs s'étendait un tapis de verdure,
Le Soleil, de ses feux, dorait un ciel d'azur;
Les oiseaux fredonnaient; l'air était vif et pur:
Ce n'étaient plus ces lieux où, par faute de salles,
Les Morts empoisonnaient les mourants dans les salles,
Où le Chlore, ajoutant aux miasmes concentrés,
Ne laissait plus pour vivre aux poumons altérés.

Dès que mes pieds, du sol eurent la conscience,
Je redoublai le pas, armé de confiance;
Et dès que je sentis renaître la chaleur,
De mon hardi projet, je jugeai la valeur:
(Aussi depuis ce tems, s'il me vient une crampe,
La nuit étant couché, de mon lit je décampe,
Et faisant quelques pas dans mon appartement,
Je viens bientôt à bout d'éloigner le tourment).

En courant, la chaleur, d'une manière extrême,
Avait changé les traits de ma figure blême,
L'œil reprit son éclat, le pouls battit cent fois,
Loin, d'autres accidents surgirent à la fois:
Un battement de cœur et de la céphalée;
Puis les mains et les pieds furent frappés d'onglée;
Et pour calmer ce feu de la réaction
Il me fallut user de mon contrepoison.

Je ralentis le pas, comme à la promenade,
Et me désaltérai de fraîche limonade;
Puis le temps, ce jour là s'étant maintenu beau,
Je ployai sous le bras l'inutile manteau;
Et modérant ainsi l'effort de la nature,
Qui peut, dans un lit chaud, passer outre mesure!
A deux heures sonnant, à destination,
Je savourai gaîment l'arôme d'un bouillon.

Il ne me restait plus, de la lutte acharnée,
Que l'abdomen sensible, et très peu de dyspnée;
Puis survint la moiteur de la réaction,
Que je sus modérer avec précaution.
Soudain, sentant partout la chaleur réfléchie,
Et mettant à profit mon reste d'énergie,
Je me mis en chemin (le jour allait finir),
Pensant que le remède était dans le dormir.

Bientôt, d'ensevelir dans une nuit profonde
Le souvenir du mal ! Le souvenir du monde !
Et de l'Ange du Ciel qui donne le repos,
Je savourais déjà le parfum des pavots !
Mais l'heure ayant sonné de reprendre l'office,
D'aller, de grand matin, respirer à l'hospice,
Je m'éveillai soudain, ô bonheur sans égal !
Frais comme rose fraîche et n'ayant plus de mal.

À quoi servez-vous donc, remèdes empiriques
Dont on fait le tourment des pauvres cholériques ?
Vous êtes opposés et causez des débats,
Et conduisez toujours aux mêmes résultats.
Et vous, Écho fatal (3) ! dans cette épidémie,
Avez-vous bien compté votre part d'infamie !
Serait-ce un passe-temps ? une futilité ?
De ces cas publiés, quelle est l'utilité ?

(3). La Presse, les Journaux.

Laissez dans le fourreau la plume envenimée,
Qui verse le poison dans notre âme alarmée!
Un Savant vous a dit, l'illustre Bosquillon,
Que les bêtes mouraient par imitation;
Et que chez les humains (la Science l'atteste),
La Terreur peut donner, ou la Cage! ou la Peste!
Et qu'à traiter ces maux, la plus grande vertu
Consiste à ranimer le courage abattu.

Vous qui, de ce fléau, cherchez partout la cause,
Dispensez-vous du mal que ce travail vous cause;
Par vous, les élémens sont fouillés tour à tour,
Vous ne la voyez pas! Grosse comme une tour!!!
Si l'on a vu mourir sur un champ de bataille,
Des Soldats, par l'effroi du bruit de la mitraille,
Il ne faut rien de plus qu'un imprudent Journal,
Pour porter à Pekin le germe de ce mal.

Fin.

C'est une croyance généralement reçue que la peur dispose à contracter les maladies contagieuses (Dict. en 60 vol.)

Une simple maladie s'aggrave et devient mortelle par l'idée seule d'avoir la Peste (ouv. cité).

L'empire de l'imagination est si étonnant qu'on l'a vue guérir sur le champ des malades aux portes du tombeau, et frapper soudain de mort l'homme le plus furieux (ouv. cité)

Hæschtetter rapporte que des plaisants apostés dans une rue où passait un philosophe incrédule, l'abordent successivement comme par hasard, le regardent d'un air d'inquiétude, lui demandent des nouvelles de sa santé, disent qu'il paraît pâle, défait, malade. Voilà bientôt notre esprit fort en transe. Rentré chez lui, il se regarde au miroir, croit se voir le teint blême (il l'avait, en effet, de frayeur), se mit au lit avec un commencement de fièvre nerveuse, et si l'on n'était parvenu le dis= suader, cette mauvaise plaisanterie pouvait avoir des suites bien dangereuses puisque la crainte de la mort fait mourir !

Que ne peut l'imagination frappée ? Un officier de la Grande armée ne pouvait traverser Lyon, sans y être affecté d'une cholérine aigue.

On compte des milliers de personnes attein= tes du Choléra, à la vue et même au seul récit de catastrophes attribuées à ce fléau ; la ville de Rethel en a été débarrassée à la suite d'un péle= =rinage. (Mém. sur la formation des atmosph. Chol. P. 30)

On a raconté, dans le temps, la double et in= =génieuse expérience faite, en Prusse, sur deux hommes également sains, et dont, à prix d'argent

on fit coucher l'un dans le lit supposé d'un cholé-
rique décédé, tandis que l'autre dormait effective-
ment, mais sans le savoir, dans le lit du mort
le dernier sorti sauf de l'épreuve ; le premier
mourut du Choléra.

Quinine Rivinus dit, à l'égard des amulettes
de Colchique, qu'elles n'ont d'autre usage que
d'encourager le peuple et d'empêcher de craindre
la contagion ; car tout le monde sait l'effet que
produit la terreur et combien elle est propre à
augmenter la mortalité dans les épidémies. —
Seule, la peur tue ! Il existera toujours des
épidémies meurtrières quand, au milieu d'une aglo-
mération d'individus fascinés et préparés d'a-
vance à la terreur par les récits imprudents des
ravages d'un mal quelconque, on viendra, tout à
coup, déclarer son arrivée au lieu même. On se

portera bien avant la fatale nouvelle ; sur l'avis
officiel les moins résolus tomberont malades.

La peste, comme maladie contagieuse, a été
mise en doute par des esprits forts et déterminés
qui ont prétendu que la Peur, qui est presque
toujours l'effet d'une faiblesse de Constitution,
est une des causes principales des effets les
plus funestes de cette prétendue contagion : Il
n'y a point d'épidémie qui ne commence par atta-
quer les corps cacochimes et les pauvres, qui
ont presque toujours l'âme abattue par leur
mauvaise situation. (Recherches sur le Poulx,
P. 303.)

Observation.

Choléra foudroyant. — Guérison.

Par une chaleur étouffante (28 cent.), le 7 Juin 1849, jour de la grande mortalité à Paris, la Dame Lefrançois, fruitière, demeurant rue Culture-Sainte-Catherine, N° 23, âgée de 45 ans, d'une force athlétique, et d'un tempérament bilieux, fut prise, dans la nuit du 6 Juin, d'une diarrhée ordinaire, sans fièvre ni tranchées (c'était sa maladie habituelle.)

Le 7 Juin, vers huit heures du matin, elle entendit le récit de la mort violente de l'un de ses voisins dont le corps, en un instant, s'était raccourci au volume d'un enfant nouveau-né par l'effet du

Choléra.

A ce récit, elle fut prise, tout à coup, d'un malaise général, de nausées; d'un sentiment de glace et d'anéantissement dans les membres, et de désespérance! Appelé par elle à huit heures et 1/2:

Je la rassurai de mon mieux, en niant l'évidence du mal! et pour vaincre la terreur qui venait de s'emparer d'elle, et ranimer, par le mouvement combiné avec la distraction, la circulation qui commençait à languir par l'effet de la Peur! je lui administrai deux cuillerées de bonne eau de vie et lui donnai le conseil: de partir de suite pour aller visiter sa famille à Deux-lieues de Paris; et de faire ce chemin à pied. J'avais l'assurance, par des faits nombreux, que ce moyen ferait cesser la diarrhée, et chasse-

=trait de sa pensée, l'image toujours là, de ce voisin
si visiblement ratatiné. Mais mon avis ne
fut pas suivi ; elle préféra aller entendre la
Grand' messe à St. Paul, d'où on la ramena, deux
heures après, dans un état alarmant et presque
sans connaissance.

Appelé de nouveau, il est deux heures. Voici
l'état dans lequel est la malade : Décubitus dor-
-sal (a) ; face amaigrie, ridée, d'une pâleur terreuse ;
cercle bleuâtre à l'entour des yeux qui, dégar-
-nis de leur tissu cellulaire, plongent au fond de
leur orbite. Nez effilé et d'un froid de glace ; oreilles
bleuâtres froides ; mains froides, ridées et a-
-maigries, dont les doigts sont incurvés et
bleuâtres. _ Pouls radial, filiforme, intermittent ;

(a) Couché sur le dos.

presque nul par instants (20-25), langue humide, large et froide ; haleine froide, abdomen déprimé ; respiration haletante, entrecoupée de soupirs profonds ; voix voilée et chevrotante, dyspnée, éructations, inquiétude dans les jambes ; déjections par haut et par bas de matières d'aspect riziforme caractéristique ; suppression de l'urine : en un mot, le tableau le plus complet de ce que l'on nomme l'état algide.

La malade me prie de ne pas l'abandonner (c'est ma cliente). — Armé du souvenir de l'aphorisme de Stoll : « Spes salutis et confidentiam medicam » — Certain, comme l'a dit de Maupertuis, que la confiance guérit le mal que fait naître la crainte, je me déterminai à disputer, pas à pas, la gravité de ce cas au plus fort de la mêlée.

Médication:

3 heures : 2 grammes de P. d'Ipecacuanha dans trois verrées d'eau tiède.

Chaque verrée, administrée presque coup sur coup, est suivie d'un vomissement du médicament ingéré, mêlé de mucosités filantes.

Infusion de Camomille, chaude, par tasse à café, tous les 1/4 d'heure, avec add. de six gouttes d'Esther sulfurique chaque fois.

Cataplasmes chauds sur l'abdomen ; bouteilles d'eau chaude aux pieds et entre les bras et le corps.

4 heures : Le nez s'effile ; l'œil devient immobile et screuse de plus en plus ; le pouls radial semble disparaître par instants ; cependant le cœur bat avec force, mais dans

régularité. Rien à noter dans la poitrine. —
quelques crampes dans le mollet droit ; les
vomissements semblent s'éloigner pour leur
faire place. — Frictions avec la main.

5 heures : — le pouls radial reparaît (25.30)
inégal. Chaque déjection par bas est suivie
obstinément de l'administration d'¼ de lavement
avec une forte décoction de R. de Ratanhia.
Augmentation des Crampes.

« Mon Dieu ! le pied. Mon Dieu ! la jambe.
&c. (sic) — Frictions avec le liniment des
Infs. Deux aides robustes et d'une énergie
rare sont à bout, et le liniment est entièrement
consommé dans cette heure de cruel travail !

6 heures : Même pour la malade demande
miséricorde ! le liniment redemandé n'arrive
pas ! Dans un élan de pitié, je m'élance, assis

en travers, sur les jambes nues de la malade, ne
sachant plus à quel saint me vouer pour
suspendre cet horrible phénomène qui semblait
monter à l'assaut, avec un redoublement de
véhémence vers le centre de la vie (le coeur). —
Mais, tout-à-coup, la scène change : Cette pres-
-sion latérale (remède à la Récamier), com-
-me un coup de foudre, venait de rendre inutile,
désormais, le liniment tant désiré !

7 heures : pouls (35.40) — Des couvertures,
des oreillers et une malle garnie d'effets, sont
mis sur les jambes, et l'effet en est le même,
il n'existe plus de crampes. Le facies de Déride
reprend une teinte plus naturelle ; la soif aug-
-mente, et la langue, jusqu'alors humide et
large, se sèche et se rétrécit. Les déjections
sont suspendues et la malade rend quelques

gouttes d'urine rouge et briquetée.

La dyspnée fait place à la céphalée qui commence, et le pouls monte avec le rare phénomène de baisser ou de rehausser les battements, suivant que je reste ou que je m'absente un instant de la vue de la malade; au point que je n'ose plus m'en séparer sans craindre de m'exposer à perdre tout le terrain que j'avais gagné sur le mal.

8 heures. Pouls (60.70), imminence de réaction. — Infusion de camomille sans addition d'Éther. Suppression des corps chauds. Tisane froide. Le pouls monte et s'emplit; violente céphalée; face vultueuse; somnolence.

9 heures. État apoplectique; proéminence du globe oculaire; gémissement. 30 Sangsues à l'épigastre. Soif vive: eau de Seltz; fragments

de glace dans la bouche. Je supprime le far-
-deau des jambes, et une couverture. Linges
imbibés d'eau fraîche sur le front.

Les 5 sangsues tombent et sont remplacées
par des cataplasmes chauds. Le pouls dimi-
-nue de vitesse et s'emplit, avec une intermit-
-tence dans la force des pulsations, toutes
les 18 ou 20 pulsations.

10 février : — Une pilule de 0,05 d'extrait
thébaïque. La malade s'endort. La peau se
détend et se couvre de moiteur. Suppression
de l'eau de Seltz et de la glace. La sueur
devient générale. Les membres sont courba-
-turés. La céphalée diminue.

11 février : — Même état. Infusion de mauve
et de bourrache. La malade est entourée de couver-
-tures de laine, séchées à mesure, afin de

protéger la Sueur.

Minuit : — Après une heure de sommeil laborieux, la malade s'éveille, d'une nouvelle vie, pour demander de la glace pour étancher une soif ardente. Tisane de mauve, froide ; quelques cuillerées de bouillon froid passé et coupé avec de l'eau de seltz ; bouillon de poulet le lendemain ; et les jours suivants, quelques potages clairs avec le même bouillon.

Six jours après, la malade finissait par où elle aurait dû commencer. Elle partait à Charenton, dans sa famille. Le lendemain, je prédisais, par les mêmes soins et le même traitement Mad.e Grenier, Épicière, rue des Gravilliers, N.o 21.

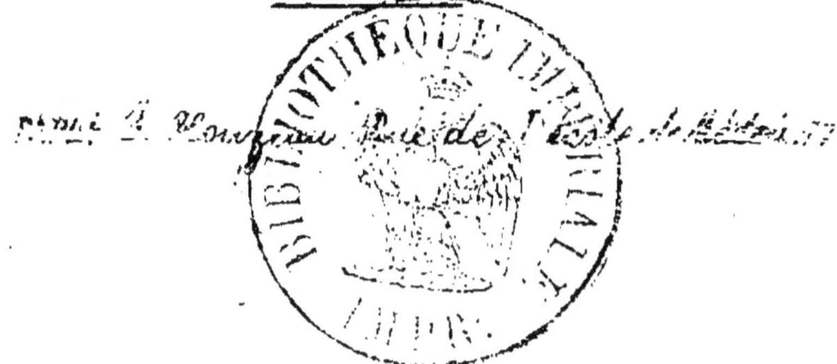